SUR

LE STYPAGE

PAR

LE Dr H. FIGUET

Ancien interne des hôpitaux de Lyon,
Médecin des Hospices de Vienne,
Membre correspondant de la Société des sciences médicales.

*Communication faite à la Société des Sciences médicales
le 12 décembre 1888.*

LYON

ASSOCIATION TYPOGRAPHIQUE

F. PLAN, RUE DE LA BARRE, 12.

1889

SUR

LE STYPAGE

PAR

LE Dr H. FIGUET

Ancien interne des hôpitaux de Lyon,
Médecin des Hospices de Vienne,
Membre correspondant de la Société des sciences médicales.

---

*Communication faite à la Société des Sciences médicales
le 12 décembre 1888.*

LYON

ASSOCIATION TYPOGRAPHIQUE

F. PLAN. RUE DE LA BARRE, 12.

1889

LE STYPAGE

———◆✕◆———

Ayant eu depuis quelques mois l'occasion d'employer très fréquemment le stypage, j'ai obtenu des résultats tellement satisfaisants que je crois rendre un réel service aux malades en attirant l'attention sur cette méthode dont l'emploi n'est pas encore entré dans la pratique usuelle de notre région.

Le stypage, dû à M. le docteur Bailly (1), de Chambly (Oise), consiste dans l'application médiate du chlorure de méthyle.

Tandis que M. Debove (2) pulvérisait directement le liquide réfrigérant, M. Bailly le reçoit sur un tampon qu'il met en contact avec la surface qu'il veut traiter, méthode bien plus pratique. La pulvérisation directe, en effet, impossible à appliquer sur les muqueuses, difficile à diriger sur un point peu étendu, difficile surtout à mesurer dans son intensité, exige une main expérimentée et expose à la formation de phlyctènes ou même d'eschares ; tandis que le tampon dont on peut adapter la forme et le volume à la surface que l'on veut attaquer permet d'obtenir les degrés les plus légers de la réfrigération comme l'anesthésie la plus complète et d'agir sur une surface très restreinte, sur le point

(1) Bailly. *Nouveau procédé de réfrigération locale par le chlorure de méthyle*, 1888.

(2) Debove. *Traitement de la névralgie sciatique par la congélation*, 1884.

d'émergence d'un mince filet nerveux, aussi facilement que sur l'étendue du nerf sciatique.

L'auteur de la méthode se sert de tampons faits au centre de ouate hydrophile et à l'extérieur de bourre de soie : cette composition favorisant l'imbibition et maintenant plus longtemps l'action du liquide réfrigérant.

Pour agir sur une muqueuse ou sur une surface cruentée à la suite d'une incision, par exemple, on emploie des tampons revêtus de baudruche.

On saisit le tampon avec une pince en bois ou en toute autre matière mauvaise conductrice du calorique.

Il est facile d'imbiber les gros tampons par le jet direct du siphon chargé de chlorure de méthyle, mais on ne peut pas procéder de la même manière pour les petits. C'est pour parer à cet inconvénient que MM. d'Arsonval et Bailly ont inventé un récipient désigné sous le nom de thermo-isolateur. Cet appareil, composé de deux tubes de verre concentriques fermés à une extrémité et soudés à l'autre après qu'on a fait le vide entre eux permet de conserver pendant quelques heures le chlorure de méthyle à l'état liquide. On reçoit ce liquide du siphon dans le thermo-isolateur et on y imbibe les petits tampons.

Toutes ces pièces sont contenues dans un coquet nécessaire qui renferme en outre un siphon chargé de chlorure de méthyle.

Si on met le tampon en contact avec la peau pendant quelques secondes, une dizaine environ, on voit apparaître une tache blanche passagère qui ne laisse aucune trace ; quelques secondes de plus et la peau paraît blanc-laiteux, parcheminée ; si l'on insiste, elle se creuse en cupule. Un degré de plus et l'on produirait la phlyctène.

Après le premier degré le point touché reprend de suite son aspect normal. Lorsque la peau a été parcheminée il se produit une coloration rougeâtre qui persiste pendant deux ou trois jours et qui paraît encore au bout de quinze jours si l'on a produit la cupule. C'est à ce degré que l'on peut attaquer sans douleur la peau par le bistouri ou le thermo-

cautère ; tandis que pour traiter les névralgies il suffit d'obtenir la tache blanche, le commencement de l'état parcheminé.

C'est grâce à cette précision dans l'étendue et l'intensité
de l'effet obtenu que l'on peut employer le tampon alors que
la pulvérisation est impossible, que l'on peut appliquer le liquide réfrigérant sur la face sans produire de tache rouge
toujours désagréable et insensibiliser une muqueuse, un
point de la bouche, par exemple, sans crainte d'y causer
une eschare.

J'ai eu l'occasion de styper une soixantaine de malades,
et je leur ai fait environ 250 applications : il n'y a pas eu un
seul accident, mais j'ai compté quelques insuccès. C'est surtout pour des personnes atteintes de névralgies que j'ai employé ce mode de traitement : toujours l'application du tampon a été suivie de la disparition ou de la diminution très
notable de la douleur ; mais quelquefois cette douleur a reparu au bout de quelques heures, de demi-heure même ; et
alors des malades n'ont pas eu la patience de recourir de
nouveau à ce procédé ; d'autres pusillanimes n'ont pas
voulu subir une seconde fois la cuisson, parfois assez vive,
que provoque le chlorure de méthyle.

Toutefois j'ai réuni une trentaine d'observations précises
dont les sujets ont été revus plusieurs fois.

Dans ces observations figurent des névralgies dentaires,
faciales, intercostales, sciatiques, des lumbagos, deux torticolis, un cas de coliques de plomb, deux cas de coliques né-
phrétiques. Au point de vue chirurgical, j'ai appliqué la méthode de M. Bailly pour une entorse, pour un ongle incarné,
des incisions d'abcès, pour l'ablation d'une petite tumeur de
la main : enfin, j'ai fait, sans douleur, à trois malades de
nombreuses pointes de feu.

Obs. 1. — P..., 30 ans, rhumatisant.
Ce malade a déjà eu deux ou trois fois de violents lumbagos sous l'influence du froid. Il souffre depuis quatre jours
au point de ne pouvoir se lever. Les nuits se passent pres-

que sans sommeil, le moindre mouvement du tronc produit de vives souffrances. Divers liniments calmants n'ont produit qu'une amélioration insignifiante.

14 oct. Stypage. A son grand étonnement, le malade peut se lever, faire des mouvements étendus de flexion et d'extension du tronc, ramasser un objet à terre.

La nuit suivante est bonne ; mais le lendemain matin, le malade souffre de nouveau quoique moins violemment.

15 octobre. Stypage. Depuis ce moment les douleurs ont disparu. Il a persisté pendant deux jours un peu de raideur qui n'empêche pas la marche et les occupations habituelles.

Obs. 2. — B... Douleurs lombaires depuis un mois, époque à laquelle le malade aurait porté un fardeau très lourd. Depuis huit jours il ne peut plus travailler ni se baisser du tout. Sommeil interrompu par les souffrances.

24 novembre. — Stypage. De suite le malade peut effectuer les différents mouvements du tronc : il n'éprouve plus aucune souffrance.

Obs. 3. — G..., 21 ans. Rhumatisant depuis l'âge de 13 ans. Douleurs dorso-lombaires presque continuelles depuis un an, plus violentes depuis deux mois: A fait sans résultat des badigeonnages à la teinture d'iode.

2 novembre. Stypage. Immédiatement la douleur disparaît.

3 novembre. La nuit a été bonne : toutefois la douleur est un peu revenue ce matin.

Stypage. Depuis le malade n'a éprouvé que des malaises passagers et a pu prendre part à tous les exercices militaires de son régiment.

Obs. 4. — Mme F..., 36 ans. Rhumatisante. Métrite chronique. La marche provoque assez souvent des douleurs dans le bassin au moment des époques menstruelles surtout. Depuis une dizaine d'années elle éprouve très souvent ces douleurs au niveau de la région lombaire dans un point bien limité à gauche de la colonne vertébrale. Depuis un mois environ elle souffre beaucoup plus : la marche et les mouvements du tronc sont très pénibles. Irradiations douloureuses le long du sciatique gauche.

25 octobre..Stypage à la suite duquel la malade a éprouvé une grande amélioration.

On pratique le stypage pendant quatre jours de suite après quoi la malade ne souffre plus. Mais une dizaine de jours plus tard, à la suite de changements atmosphériques, la douleur réapparaît. Le stypage appliqué deux jours de suite apporte de nouveau un grand soulagement à la malade qui se considère comme guérie.

Obs. 5. — Mme R..., 22 ans. Métrite cervicale subaiguë : accidents inflammatoires péri-utérins.

24 oct. La malade éprouve de très vives douleurs dans la région hypogastrique droite et dans la région lombaire. L'onguent napolitain belladoné ne procure pas de soulagement.

Stypage. Les douleurs lombaires cèdent à l'application du chlorure de méthyle, les douleurs inguinales sont considérablement diminuées.

25 octobre. Les phénomènes inflammatoires, continuant du côté de l'utérus, reproduisent la douleur dans la région hypogastrique, mais la malade n'accuse plus qu'un peu de malaise dans la région lombaire.

L'application d'un large vésicatoire sur le bas-ventre s'oppose à l'emploi du stypage : au bout d'une huitaine de jours la douleur inguinale disparaît. Mais au bout d'un mois et demi environ, à la suite d'une recrudescence inflammatoire, les douleurs lombaires se manifestent de nouveau très vives et cèdent définitivement à l'application du chlorure de méthyle.

Obs. 6. — Mme R..., 27 ans. Grossesse de cinq mois. Depuis deux mois la malade souffre de douleurs en ceinture, plus vives au niveau de la région lombaire. Ces douleurs vont s'exacerbant, surtout le soir après le travail de la journée. Depuis deux jours elle a dû cesser de travailler.

5 novembre. Stypage dans la matinée. Dès l'après-midi,

Mme R... peut reprendre son travail; depuis elle ne se plaint plus et se considère comme guérie.

Obs. 7. — B..., 61 ans. A fait les campagnes d'Afrique et et de Crimée.

Depuis six ans il éprouve une vive douleur en un point assez limité un peu au-dessus de la crête iliaque gauche. Cette douleur est augmentée par la fatigue et la marche, elle empêche le sommeil. Depuis longtemps, le malade repose très peu, réveillé souvent par des élancements douloureux : il a inutilement employé avec persistance les divers révulsifs, les applications calmantes, les injections de morphine, tous ces moyens n'ont procuré que des améliorations de courte durée.

Ce malade souffre aussi dans la région lombaire, mais moins vivement qu'au niveau de la crête iliaque.

12 octobre. Stypage. Il n'y a pas d'amélioration immédiate, mais le soir B... se trouve mieux; la nuit surtout a été sensiblement meilleure.

13 octobre. Stypage qui produit un soulagement notable. Le malade va bien jusqu'au lendemain matin.

14 octobre. Dans la journée le malade voyage en chemin de fer, se fatigue et passe une mauvaise nuit.

15-16-17 octobre. Stypage. L'amélioration se maintient, les nuits sont bonnes.

Pendant quelques jours le malade se livre à des occupations plus pénibles; aussi la douleur réapparaît un peu : il faut refaire quelques séances de stypage qui produisent l'amélioration définitive.

Obs. 8. — Mme M..., 32 ans. Névralgie intercostale. Cette malade souffre dans la région thoracique gauche, mais surtout au-dessus du sein. La respiration ordinaire est douloureuse, les grandes inspirations sont impossibles; rien d'anormal du côté du poumon.

12 octobre. Stypage. Le soulagement est immédiat; depuis lors la malade respire facilement et peut faire de grandes inspirations.

J'ai revu cette malade au bout de trois semaines : l'amélioration n'a pas cessé ; à de rares intervalles il s'est produit quelques douleurs presque insignifiantes.

On pratique un nouveau stypage depuis lequel la malade n'a plus souffert.

Obs. 9. — P. L..., 65 ans. Ce malade tousse depuis un an et présente les symptômes de la bronchite chronique. Depuis deux jours il ressent au niveau et un peu en dedans du sein gauche un point douloureux d'environ quatre centimètres d'étendue. Cette douleur rend la toux pénible et la respiration difficile.

22 novembre. Stypage. De suite la douleur disparaît entièrement ; la douleur et la toux deviennent faciles.

Le malade, qui a été revu plusieurs fois, n'a plus souffert.

Obs. 10. — P. R..., 54 ans. A souffert en divers points de névralgies depuis l'âge de 17 ans.

Depuis huit jours elle ressent de vives douleurs dans le côté gauche de la face. On trouve deux dents atteintes de carie et sensibles au toucher.

La malade souffre régulièrement de 8 heures du matin à 5 heures du soir. La mastication est très pénible, les aliments chauds ou froids ravivent la douleur.

13 octobre. Stypage. La douleur disparaît de suite pour se reproduire au bout d'une demi-heure, mais alors ne persiste que pendant deux heures.

14 octobre. La douleur a réapparu à 8 heures du matin, mais moins vive.

Stypage à midi. L'après-midi et la nuit sont très bonnes.

15 octobre. Quelques douleurs dans la matinée. Stypage à midi : depuis lors la malade ne se plaint plus.

Obs. 11. — Mme S..., névralgie faciale ancienne presque continuelle depuis plusieurs mois, beaucoup plus vive depuis dix jours.

La douleur revient par accès pendant la jourée ; mais surtout durant la nuit, rendant le sommeil impossible : le seul contact de la joue contre l'oreiller ravive les souffrances.

15 octobre. Stypage. La journée et la nuit suivante sont très bonnes.

16 octobre. Pendant la matinée la malade a beaucoup souffert durant un quart d'heure environ. Stypage. Depuis lors la malade est très améliorée, toutefois il y a encore de temps en temps des accès douloureux très rares et très faibles.

Obs. 12. — M. A..., 43 ans. Névralgie faciale très vive depuis dix jours, revient en plusieurs accès dans la journée, mais surtout la nuit. La malade ne peut pas dormir.

15 octobre. Stypage. De suite la douleur disparaît, la journée et la nuit suivantes sont très bonnes.

16 octobre. A dix heures du matin, la douleur a réapparu très vive pendant quinze minutes. Stypage à dix heures et demie. Quelques très rares et faibles accès dans la journée.

17 octobre. Stypage.

La malade revue les jours suivants n'a plus souffert.

Obs. 13. — M..., 32 ans. Périostite alvéolo-dentaire.

18 octobre. Le malade se présente souffrant très vivement de tout le côté droit de la face. La première grosse molaire du maxillaire supérieur, atteinte de carie, est très sensible au toucher.

Stypage à 11 heures. Le malade ne souffre plus jusqu'à 2 heures de l'après-midi. A ce moment la douleur réapparaît très vive et cède à un nouveau stypage.

20 octobre. Le malade souffre de nouveau.

Il s'est produit un abcès dentaire qui a provoqué de vives douleurs alors que le malade était trop éloigné pour avoir recours au stypage.

Obs. 14. — Mme H..., 45 ans. Névralgie sciatique gauche depuis six mois.

La marche est pénible, la station assise est douloureuse ; au lit seulement la malade ne souffre pas, à condition qu'elle ne fasse aucun mouvement. On a employé inutilement les applications révulsives et les liniments calmants.

3 novembre. Stypage fait dans la matinée.

La douleur disparaît, mais la malade éprouve une sensation de cuisson assez vive pendant une heure. Deux heures après la douleur réapparaît, mais beaucoup moins intense et cède de nouveau à l'application du tampon.

Cette dame revient deux jours après. Elle me dit que la sensation de brûlure a duré pendant deux heures, mais que la douleur n'a pas reparu jusqu'au lendemain matin ; qu'à ce moment elle a souffert pendant une heure, et que, depuis, elle n'a plus éprouvé que quelques lancées insignifiantes.

Toutefois, je pratique de nouveau le stypage. Jusqu'au soir la malade souffre beaucoup, puis elle reste pendant deux jours sans aucune douleur.

Depuis lors je l'ai revue plusieurs fois : elle accuse quelques rares élancements très supportables et elle a repris le sommeil calme qu'elle avait perdu depuis le début de sa sciatique.

Chez cette malade, en même temps que disparaissait la douleur, il s'est produit dans le membre inférieur une sensation de crampe non douloureuse et de l'anesthésie. Pendant la marche le pied ne percevait pas les obstacles, butait contre des pierres, la jambe était moins forte, mais tous ces phénomènes ont disparu.

Obs. 15. — P. R..., 43 ans. Torticolis depuis trois semaines, survenu à la suite de refroidissement.

Le malade ne peut pas exécuter les divers mouvements d'extension, de flexion et de rotation de la tête. Tous les muscles de la nuque sont douloureux, mais le malade souffre surtout le long du sterno-mastoïdien : il éprouve en outre des douleurs au niveau de la région épigastrique et le long des cinquième et sixièmes espace intercostaux gauches quand il tousse.

12 octobre. Stypage. Amélioration immédiate. Les mouvements du cou sont redevenus normaux. La douleur épigastrique et intercostale a disparu.

13 octobre. Ce matin le torticolis s'est reproduit en partie. Stypage avec le même succès que la veille.

15 novembre. L'amélioration a persisté pendant trois semaines, mais le torticolis a reparu depuis une huitaine de
jours : il cède à un nouveau stypage.

Obs. 16. — M..., 51 ans. Torticolis très douloureux datant
de deux jours.

Les diverses applications locales n'ont produit aucun résultat.

20 octobre. Stypage le matin. Amélioration pendant toute
la journée. Le soir quelques douleurs réapparaissent et cèdent à une seconde application du tampon. Le lendemain,
il y a encore un peu de gêne dans les mouvements très étendus du cou, puis tout rentre dans l'ordre.

Obs. 17. — G..., 41 ans, forgeron. Pas de rhumatisme an-
térieur.

Depuis trois semaines ce malade souffre le long du membre supérieur droit sur le trajet du nerf radial. La douleur
est surtout très vive à partir du coude et de là, suivant la
région externe de l'avant-bras, se dirige vers le pouce et
l'index. Le sommeil est entièrement troublé par les souffrances; depuis hier le malade a dû cesser absolument de
travailler.

4 novembre. Stypage. De suite les mouvements sont beaucoup plus faciles et le malade ne souffre presque plus.

5 novembre. Ce matin G... a pu reprendre son travail. Il
a forgé depuis six heures du matin et n'éprouve que très
peu de douleur. Stypage à 11 heures.

6 novembre. La nuit a été très bonne : le malade continue
à travailler, sa main a repris toute sa force.

Obs. 18. — (Cette observation m'a été communiquée par
mon collègue et ami M. le docteur Lafaye.)

J..., 52 ans. Rhumatisme musculaire généralisé ; douleurs
à la nuque, dans la région dorso-lombaire et s'irradiant le
long des deux sciatiques jusqu'aux pieds.

Le malade souffre beaucoup, même au repos, mais davan-
tage encore quand on le touche, le moindre mouvement lui

arrache des cris ; on a essayé sans succès diverses frictions, le sulfate de quinine, le salicylate de soude.

25 octobre. Stypage à la nuque, aux lombes et le long des membres inférieurs. Amélioration très marquée.

Après la quatrième séance de stypage, le malade peut se lever seul et marcher dans sa chambre. Après la septième séance les douleurs ont entièrement disparu.

Douze jours après, le malade souffrant un peu au niveau des jambes, a recours de nouveau au chlorure de méthyle qui le débarrasse définitivement.

Obs. 19. — M..., 38 ans. Maçon.

24 octobre. Pendant un vigoureux effort pour soulever une pierre cet homme a éprouvé une vive douleur dans la région de l'omoplate et les divers mouvements de l'épaule sont devenus tellement douloureux qu'il a dû cesser tout travail.

Stypage. De suite les souffrances sont atténuées et permettent d'exécuter tous les mouvements du bras. Le lendemain, à la suite d'une seconde application, le malade peut reprendre son travail.

Obs. 20. — A..., 30 ans. Charpentier. Pendant un violent effort il éprouve une douleur très violente entre les diverses fausses côtes et l'épine iliaque droites. L'inspiration est douloureuse, la parole même est pénible. Cessation immédiate du travail.

5 nov. Stypage. Amélioration considérable. Le malade peut reprendre son travail le lendemain.

Obs. 21. — B..., 35 ans, est tombé pendant qu'il portait un sac de charbon. Dans sa chute il a fait avec le bras gauche un mouvement énergique pour se retenir et a ressenti une douleur très vive au-dessus du sein gauche. La respiration est pénible ; la toux et les efforts provoquent une vive souffrance : tous ces mouvements occasionnent la même gêne que l'on signale lors des fractures de côtes.

A la suite d'une seule application du tampon, le malade peut respirer et tousser facilement et exécuter divers mouvements avec le bras gauche : la douleur est à peu près nulle.

Le lendemain, cet homme peut se livrer à ses occupations habituelles.

Obs. 22. — T..., 26 ans. Peintre en bâtiments. Depuis deux ou trois jours, très vives douleurs abdominales localisées surtout au niveau du creux épigastrique : facies pâle, traits tirés.

Le malade dit que les coliques de plomb qu'il a déjà éprouvées d'autres fois n'étaient pas aussi violentes. Il présente nettement le liseré de Burton. Constipation opiniâtre.

L'application du chlorure de méthyle sur toute la région abdominale fait immédiatement disparaître la douleur. Je prescris en même temps des pilules de belladone.

Le malade est revu le surlendemain. Il m'apprend que le calme n'a duré qu'un quart d'heure, que les pilules et des lavements émollients n'ont pu vaincre la constipation et qu'il souffre beaucoup.

Je fais une nouvelle séance de stypage qui cette fois procure un soulagement définitif. Le lendemain, sous l'influence de nouvelles doses de belladone, la constipation finit par céder. Depuis lors le malade n'a plus souffert.

Obs. 23. — J..., 25 ans. A présenté les symptômes de cystite : besoins fréquents d'uriner, hématurie, évacuation de petits calculs.

1er décembre. Ce malade accuse dans la région lombaire droite une douleur extrêmement violente, s'irradiant vers la vessie, le testicule et dans la cuisse.

Cette douleur persiste avec des exacerbations pendant une douzaine d'heures jusqu'à l'emploi du stypage qui la fait immédiatement cesser.

2 déc. Ce matin, le malade souffre de nouveau au niveau du rein, mais il a de suite recours à l'application du chlorure de méthyle qui cette fois le guérit définitivement.

M. le docteur Lafaye me relate un autre cas de colique néphrétique guéri à la suite de trois stypage.

Obs. 24. — H..., 22 ans. Soldat au 8e hussards. Ongle incarné que nous opérons avec M. le docteur Tartière.

On applique le tampon au niveau de l'ongle. Quand il s'est produit la couleur blanche et l'état parcheminé un peu persistant de la peau on glisse le bistouri sous la face inférieure de l'ongle que l'on fend dans toute sa longueur et dont on arrache la moitié interne. On a pu ensuite, sans douleur, exciser les débris de l'ongle, détruire sa matrice et enlever le bourrelet fongueux.

Nous avons obtenu dans ce cas avec le chlorure du méthyle une anesthésie tout à fait complète et bien plus rapide qu'on ne la produit par la puvérisation d'éther.

Obs. 25. — Un autre cavalier du 8ᵉ hussards se fait une entorse en franchissant un obstacle. Le pied est très douloureux : aussi le malade est-il dans l'impossibilité de marcher et évite avec soin tous les mouvements. Si l'on veut redresser ou fléchir le pied et surtout le placer en adduction ou abduction on provoque de vives douleurs.

Après le stypage le malade dit ne presque plus souffrir : il peut faire le tour de l'infirmerie. Les mouvements communiqués, même exagérés, sont assez bien supportés. Aussi, M. le docteur Tartière a-t-il pu faire un vigoureux massage sans provoquer chez le blessé les douleurs et les cris qui accompagnent généralement cette opération.

Obs. 26. — M... Papillome de la face dorsale de la main enlevé après avoir préalablement insensibilisé la région. L'incision de la peau, suffisamment soumise à l'action du tampon, a été complètement indolore ; mais il a été plus difficile d'insensibiliser les tissus sous-cutanés alors que le sang recouvrait la plaie : on y a réussi pourtant assez bien en employant un petit tampon revêtu de baudruche.

Obs. 27. — Chez trois malades j'ai eu à appliquer des pointes de feu, pour un cas de sciatique rebelle et pour deux arthrites du genou. A chacun de ces malades j'ai fait de 30 à 40 piqûres avec le thermo-cautère. Tous trois ont supporté cette opération sans souffrir.

J'ai eu soin d'obtenir l'anesthésie complète en appuyant fortement le tampon sur la peau jusqu'à la production de la cupule parcheminée persistante. Indolore aussi longtemps que le thermo-cautère attaquait des points stypés, l'opération arrachait des cris aux malades aussitôt que l'instrument sortait de la zone d'action du chlorure de méthyle.

Ces quelques observations démontrent bien les avantages que l'on peut retirer de la méthode de M. docteur Bailly.

Lorsqu'on aura à lutter entre le symptôme douleur on s'adressera avec espoir au stypage: toujours on aura une amélioration d'une rapidité surprenante et souvent une guérison définitive. On évitera ainsi chez un bon nombre de malades l'administration généralement peu agréable des médicaments et l'emploi des injections de morphine dont on connaît les inconvénients quand il faut en faire un usage prolongé.

Au point de vue chirurgical, le stypage donnera une anesthésie locale rapide, très suffisante pour des opérations superficielles ou de courte durée, produira l'insensibilisation des muqueuses bien mieux que les autres anesthésiques locaux, la cocaïne par exemple, et permettra l'emploi du fer rouge ou du thermo-cautère, ce qui ne peut se faire après les pulvérisations d'éther.

www.ingramcontent.com/pod-product-compliance
Ingram Content Group UK Ltd.
Pitfield, Milton Keynes, MK11 3LW, UK
UKHW020204080726
13614UKWH00006B/2609